La Dieta Cetogénica

La guía paso a paso para perder peso de manera sana y tener más energía.

Con más de 50 recetas y planes de comidas

incurra como resultado del uso de la información contenida en este documento, incluidos, entre otros, los siguientes: omisiones o inexactitudes.

Índice

Introducción 9

Capítulo 1: Qué es la Dieta Cetogénica? 10

    Hormonas y metabolismo 11

    Beneficios de la Dieta Cetogénica 14

    Alimentos que comer y alimentos a evitar 16

Capítulo 2: Cómo empezar 18

    Limpieza de despensa 18

    ¡Hora de comprar! 19

    Lea antes de comprar 20

    Compra a granel 21

    No comer fuera antes de comenzar la dieta 23

    Consumo mínimo de tubérculos de raíz 23

    Preparación en tres pasos 24

Capítulo 3: Consejos para comer fuera mientras siga la dieta cetogénica. 26

    Dígale "no" al almidón 26

    Incluya grasas saludables 27

    Postres 28

    Al visitar a amigos o familiares 29

Capítulo 4: Recetas para desayunos. 30

Rollitos de bacon y hamburguesa de salchicha. 30

Pimientos rellenos de quiche. 32

Burritos de hierbas, espinaca y queso feta. 34

Mini Rosquillas. 36

Muffins de bacon y aguacate. 37

Magdalenas de tostada francesa. 39

Tejidos de bacon y huevos. 41

Capítulo 5: Recetas para smoothies. 43

Smoothie de frutas del bosque. 43

Smoothie de vainilla. 44

Chocolate caliente con menta congelada. 45

Smoothie de lima. 46

Smoothie de aguacate y frambuesa. 47

Batido de chocolate mexicano. 48

Smoothie de calabaza. 49

Capítulo 6: Recetas para snacks. 50

Pan crujiente de sésamo. 50

Rollitos de jamón y mozzarella. 52

Sándwich-ensalada. 53

Chips de queso. 54

Albóndigas de queso. 55

Bolas de queso. 56

Capítulo 7: Recetas para ensaladas. 57

Ensalada Nicoise. 57

Huevos de ensalada de pollo. 59

Ensalada César. 60

Ensalada templada de col rizada. 62

Ensalada de aguacate, bacon y queso de cabra......64

Ensalada de verano de pollo y frutas silvestres. 66

Ensalada de manzana. 67

Capítulo 8: Recetas para sopas. 69

Sopa Cheddar-Brócoli. 69

Sopa de hamburguesa alta en grasas. 71

Sopa de calabaza y chipotle. 73

Sopa picante de tomate y queso azul. 75

Sopa de pollo. 77

Sopa cremosa de puerro y salmón....................79

Guiso de cerdo al estilo sureño. 80

Capítulo 9: Recetas para cenas. 82

Pizza cetogénica. 82

Pollo al pesto con queso feta y aceitunas. 84

Pastel de carne. 86

Salchichón con repollo cremoso. 89

Pavo con salsa de queso. 91

Lasaña de calabaza espagueti con carne. 93

Salmón ahumado. 94

Capítulo 10: Recetas para guarniciones y acompañamientos. 95

Calabaza espagueti con queso ricotta. 95

Coliflor al queso de cabra. 97

Filetes de coliflor. 99

Rodajas de calabacín con queso parmesano. 101

Brócoli asado. 102

Col rizada enquesada con bacon y nueces. 103

Zapallo anco con gratinado de hinojo. 105

Capítulo 11: Recetas para postres. 107

Barritas de colágeno con chocolate. 107

Barritas de coco con frambuesa. 109

Pudding de chocolate y menta. 111

Mousse de fresa. 113

Cookies con pepitas de chocolate. 114

Helado de chocolate caliente. 116

Ambrosía de frutas silvestres. 117

Capítulo 12: Plan de comidas de 2 semanas.............118

Conclusión 124

Introducción

Gracias por comprar este libro: "La Dieta Cetogénica: La guía paso a paso para perder peso de manera sana y tener más energía, con más de 50 recetas y planes de comidas"

Espero que tenga una lectura agradable e informativa sobre la dieta cetogénica y pruebe las recetas tan pronto como termine de leer el libro.

Durante los últimos años, la dieta cetogénica ha recibido una gran cantidad de atención en todo el mundo y usted está a punto de descubrir por qué. No solo ofrece numerosos beneficios, sino que también le ayuda a vivir con un cuerpo más en forma y a mantener un estilo de vida saludable, algo que todo el mundo está tratando de lograr en la actualidad.

En este libro se detallan los principios básicos de la dieta cetogénica, se explica cómo ésta afecta a su cuerpo y se detallan las muchas maneras en las que su cuerpo se va a beneficiar de ella junto con consejos sobre cómo comenzar su viaje cetogénico.

¡Le deseo suerte llevando una vida en forma con un cuerpo saludable!

Capítulo 1: Qué es la Dieta Cetogénica?

Describiéndola de una manera sencilla, podemos decir que la dieta cetogénica es una dieta que tiene un bajo contenido en carbohidratos y alto contenido en grasas. Así es como también pasó a llamarse la dieta LCHF: low carb – high fat ("baja en carbohidratos-alta en grasas" en inglés)

Si profundizamos un poco más, la dieta cetogénica es fundamental para que su hígado produzca cetonas. Lo que esto hace es cambiar el foco de obtención de energía de su cuerpo (a través la glucosa), convirtiendo la grasa en la principal fuente de energía.

Cuando se sigue una dieta cetogénica, la instrucción más básica es restringir por completo su consumo de carbohidratos. Solo se requiere una pequeña cantidad de esfuerzo y consideración para realizar estas modificaciones en su cuerpo y, a cambio, ser recompensado con un cuerpo y un estilo de vida más en forma.

Cuando se trata de proteínas o grasas, se le permite consumir casi cualquier cantidad de ambos, aunque depende de los objetivos que se desean alcanzar al seguir esta dieta.

Los carbohidratos son el elemento clave aquí. Cuando se mantiene un fuerte control sobre el consumo de carbohidratos, se construye las bases de la dieta cetogénica. De hecho, la presencia o la falta de carbohidratos en su ingesta de alimentos es lo que define su dieta como cetogénica o no.

Hormonas y metabolismo

Ahora que ha recibido información sobre la dieta cetogénica, echemos un vistazo a cómo afecta a dos aspectos muy importantes de su cuerpo: el metabolismo y las hormonas.

La forma en que una dieta influye en ambas puede afectar en gran medida a la calidad de su estilo de vida. En el caso de una dieta fallida, podría dejarle con una serie de efectos secundarios o efectos nulos y, si pone todo su esfuerzo en una dieta que no le recompensa de ninguna manera, esto puede tener un efecto muy desmoralizante a la hora de considerar volver a seguir una dieta nuevamente, incluso si la próxima dieta podría haber sido muy beneficiosa para usted, porque ya no sentirá ese tipo de dedicación.

Por lo tanto, le recomiendo encarecidamente que siga leyendo para descubrir por qué funciona esta dieta.

Metabolismo y La Dieta Cetogénica

Las grasas, los carbohidratos y las proteínas son los pilares fundamentales en la dieta regular de la mayoría de la población. Pero a medida que restringimos nuestra ingesta de carbohidratos y el cuerpo se ve privado de ella, las reservas de energía en nuestro cuerpo se agotan rápidamente. Eso lleva al cuerpo a buscar otros lugares de donde extraer su energía.

En este punto es donde las grasas son útiles. Son una alternativa viable para que su cuerpo obtenga la energía requerida: las grasas que se almacenan en su cuerpo bajo la disposición de ácidos.

Casi inmediatamente después de que se hayan agotado las reservas de energía, estas grasas o estos ácidos comienzan a ser utilizados por los tejidos para cargar el cuerpo. Así es como las grasas se convierten en la fuente principal de la energía de su cuerpo.

Pero vale la pena mencionar que no todos sus órganos pueden hacer uso de estos ácidos grasos específicos y es por eso que se utilizan cuerpos cetónicos o cetonas.

Las cetonas son un subproducto de la acumulación de ácidos grasos en el hígado cuando estos pasan por un proceso de descomposición, aunque sea parcial.

Cuando restringimos y privamos a nuestro cuerpo de carbohidratos, esto lleva a la generación de más cetonas, que se liberan en el torrente sanguíneo. Y es entonces cuando se induce la cetosis, un estado metabólico.

Cuando el cuerpo comienza a usar cetonas para cargar su energía, se enfrenta a una disminución en su dependencia regular de la glucosa y, a su vez, hay una reducción en la creación y utilización de la glucosa.

Cuando se produce la cetosis, se reduce la cantidad de proteínas en su cuerpo para que pueda proporcionarle energía. De hecho, mucha gente recurre a la dieta cetogénica como una dieta efectiva para bajar de peso, ya que ayuda a eliminar la grasa corporal y al mismo tiempo ayuda a formar un cuerpo que es delgado al adquirir la cantidad justa de masa.

Hormonas y la Dieta Cetogénica

Hay un conjunto de cambios hormonales que se producen cuando se sigue una dieta cetogénica, aunque afecta especialmente a dos hormonas llamadas insulina y glucagón.

La insulina es la hormona que funciona como una forma de almacenamiento. Es fundamental para llevar los nutrientes presentes en el torrente sanguíneo directamente a los tejidos que requieren estos nutrientes. También ayuda al cuerpo a almacenar un tipo de glucosa, llamada glucógeno, en los músculos; mientras que la hormona que estimula al cuerpo para descomponer el glucógeno que los músculos almacenan se llama glucagón. Principalmente ayuda a descomponer el glucógeno acumulado en el hígado para proporcionarle una gran cantidad de glucosa para que el cuerpo trabaje.

Cuando hay un aumento en los niveles de glucagón, los niveles de insulina comenzarán a disminuir, como resultado de detener la ingesta de carbohidratos, lo que lleva a un aumento rápido en los ácidos grasos liberados por el cuerpo que luego sufren una descomposición en el hígado. Este proceso ayuda a generar cetonas y esto produce la cetosis, el estado metabólico mencionado anteriormente.

Sin embargo, hay que señalar que existen muchas hormonas diferentes que se ven afectadas por este proceso, pero la insulina y el glucagón son los que ayudan a cambiar el enfoque del cuerpo de los carbohidratos a las grasas.

Beneficios de la Dieta Cetogénica

La dieta cetogénica ha ganado su enorme popularidad gracias, entre otras cosas, a sus innumerables beneficios para la salud. Algunos de estos son:

Perder peso

Para la mayoría de las personas, la pérdida de peso es uno de los aspectos de la dieta cetogénica por el que más se sienten atraídos y para muchos, inicialmente, es la única razón por la que adoptan dicha dieta. Y esto se debe a que una reducción en la ingesta de carbohidratos es una de las formas más fáciles de perder peso. Con una dieta baja en carbohidratos, se pierde la cantidad excesiva de agua que está presente en el cuerpo; lo que reduce nuestros niveles de insulina, lo que significa perder el exceso de sodio del cuerpo. Esto conduce a una rápida pérdida de peso. Sin embargo, tras un determinado tiempo, la pérdida de peso se ralentiza hasta cierto punto, todo por las razones correctas. La dieta cetogénica hace que su experiencia con el peso sea una gran caída inicialmente (en el que caso de que sufra sobrepeso), y luego se asegura de que se convierta en un proceso constante. Esto es útil para mantener su pérdida de peso durante un período prolongado de tiempo, siempre que siga la dieta adecuadamente.

Reducción del apetito

La dieta cetogénica se centra en comer muchas proteínas y, dado que las proteínas tienden a ser tan satisfactorias, elimina las posibilidades de tener hambre tan a menudo como solía ocurrir antes de comenzar la dieta. Contrariamente a lo que pueda pensar, esto aumenta sus niveles de energía y su capacidad general para realizar tareas cotidianas.

Reducción de los niveles de azúcar en la sangre.

Cuando se sigue una dieta cetogénica, su cuerpo sufre una serie de cambios químicos que pueden actuar como una barrera entre usted y la diabetes tipo 2.

Y en el caso de que sufra esta enfermedad, también puede obtener grandes beneficios, ya que le ayuda a controlar sus niveles de insulina.

Alimentos que comer y alimentos a evitar

Alimentos que comer

Carne: bistec, pavo, jamón, pollo, tocino, salchicha y carne roja.

Pescado: atún, trucha, caballa, salmón o cualquier pescado que contenga altas cantidades de grasas naturales.

Huevos: elija huevos de libre pastoreo, ya que son ricos en omega-3, lo que agrega valor a la dieta.

Mantequilla: mantequilla natural y ecológica.

Queso: queso azul, queso crema, queso de cabra, queso cheddar, mozzarella y cualquier queso sin procesar.

Verduras: cebollines, cebollas, tomates, pimientos, lechuga, apio, brócoli, espinacas, rábanos, pepino, bok choy, espárragos, escarola, calabacín, etc.

Frutas: aguacate, y para ingesta ocasional: frambuesas, fresas, arándanos rojos, arándanos azules, moras y coco.

Nueces y semillas: semillas de chía, semillas de calabaza, almendras, nueces y semillas de lino.

Aceites saludables: aceite de oliva virgen extra, aceite de aguacate, aceite de coco.

Condimentos: sal, hierbas, pimienta, mayonesa, jugo de limón, ralladura de lima, etc.

Alimentos que evitar

Hortalizas y tubérculos de raíz: zanahorias, patatas, batatas, nabos.

Judías y legumbres: lentejas, guisantes, garbanzos y judías.

Granos y cereales: arroz, pasta, productos de trigo, panes.

Frutas: Aquellas ricas en azúcar: mangos, manzanas, etc.

Capítulo 2: Cómo empezar

Al igual que con cualquier otra dieta, un poco de preparación o tener una idea básica sobre cómo abordar los aspectos técnicos puede requerir un largo camino.
A continuación, se describen algunos consejos útiles para ayudarle a comenzar con su dieta cetogénica.

En comparación con la mayoría de las dietas, la dieta cetogénica es mucho más fácil de seguir, ya que no tiene muchas restricciones, excepto la exclusión o mínima inclusión de hidratos de carbono en la dieta.

Limpieza de despensa

Eliminar cualquier distracción u obstáculo que pueda interferir con su dieta es siempre lo más inteligente. Para esto, debe comenzar con su despensa, que será la base de su dieta.

Elimine todo lo que no sea compatible con la dieta cetogénica. Como ya se le ha informado sobre lo que se debe y no se debe hacer en esta dieta, ya sabe cuáles son los alimentos que deberían o no estar a su alcance.

Comience eliminando los productos alimenticios procesados o considerados comida basura. Retire la comida basura y luego los carbohidratos. Tenga en cuenta que la dieta cetogénica exige que consuma carbohidratos en cantidades realmente pequeñas. Por lo tanto, es esencial que se deshaga de cualquier carbohidrato pesado a la vista.

A continuación, elimine los alimentos ricos en azúcar o azucarados de cualquier manera. ¡No son más que más carbohidratos! A continuación, retire los alimentos envasados. Son una montaña de conservantes, edulcorantes artificiales y otros ingredientes añadidos.

Si se pregunta por qué es necesario este paso, es para asegurarse de no desviarse de la dieta a la que le dedicará su tiempo, energía y esfuerzos. Además, el realizar esta "limpieza" no significa tirar todo. En lugar de tirar todos esos alimentos a la basura, simplemente puede donarlos a ONGs o a comedores sociales. En cuanto a cualquier plato que ya estuviera cocinado y todavía fresco y en buen estado, podría invitar a algunos amigos para ayudarle a terminarlo.

¡Hora de comprar!

Una vez haya limpiado con éxito su despensa, el siguiente paso a seguir es abastecerla con ingredientes compatibles con la dieta cetogénica. Abastecerse con todos los ingredientes necesarios para comenzar con la dieta funciona como una buena fuente de motivación para mantenerse en el buen camino, ya que no querrá que todos esos alimentos se desperdicien o se pudran en su despensa.

Lea antes de comprar

Cuando salga a comprar víveres, márquese el objetivo de leer todas las etiquetas y no solo el precio. Sea firme en su resolución de no comprar nada que no sea parte de su dieta, porque si no agrega valor a la dieta, no vale la pena comprarla.

Es esencial que tenga la costumbre de conocer las etiquetas y leerlas, especialmente la sección de nutrición antes de considerar comprar el artículo en cuestión. Es lo típico prestar más atención a la calidad y al precio, pero cuando está en la dieta cetogénica, puede deshacer todo lo andado al comprar ingredientes "por accidente" que podrían convertir en inútiles todos sus esfuerzos.

El zumo de fruta que suele agregar a su carrito puede no estar dándole todos los beneficios que cree. Lea la sección de nutrición; lo más probable es que esté cargado de azúcar. Además, no se deje seducir por los denominados productos alimenticios dietéticos bajos en grasa. Simplemente no son necesarios.

Los alimentos procesados y envasados fueron mencionados anteriormente como candidatos a ser retirados de su despensa, simplemente porque son depósitos de carbohidratos y azúcares agregados. Solo cuando se realiza un esfuerzo activo para ver o leer la información sobre los productos alimenticios, uno se da cuenta de las cosas dañinas que ha estado introduciendo en su cuerpo.

Por lo tanto, asegúrese de leer las etiquetas antes de comprar. Esto le ayudará a mantenerse dentro de las especificaciones de la dieta.

Compra a granel

Es natural que se sienta un poco rebelde con respecto al cambio cuando se adentre en cualquier tipo de dieta. Habrá distracciones externas y objeciones internas. Las tentaciones intentarán atraerle para que se desvíe de la dieta que está trabajando por mantener. De hecho, los días iniciales de cualquier dieta pueden ser realmente malos, porque instantáneamente comenzará a desear cualquier alimento que haya amado durante toda su vida, pero tendrá que mantenerte alejado de ellos debido a la dieta. Este es un problema que debe abordarse con cuidado. Desviarse en la primera semana puede ser muy desmoralizador e incluso puede que no le permita volver a la dieta.

Una vez haya superado esta etapa, se vuelve mucho más fácil seguir la dieta el mayor tiempo posible, preferiblemente toda la vida.

Y para ayudarle con esto, aquí tiene uno de los mejores consejos que le pueden dar: compre a granel.

Compre sus víveres en abundancia. Cuando haga esto, se estará beneficiando de tres maneras:

- Ahorrará mucho dinero, pues los paquetes más grandes cuestan menos.
- **Ahorrará mucho tiempo.** Comprar a granel significa menos viajes a la tienda de comestibles o al supermercado.
- **Evitará desviarse de su dieta.** Surtir su despensa a granel con todos los alimentos necesarios asegura que no se desvíe de la dieta. Esto se debe a que nadie querría dejar que todos esos ingredientes y alimentos se desperdicien. El hecho de que haya ahorrado algo de dinero al comprar todo junto no significa que quiera que lo que gastó en sus compras se desperdicie. De hecho, los alimentos se convierten en una razón para seguir la dieta, en lugar de ser una excusa para desviarse de ella en caso de que descubra que no tiene suficientes alimentos. También descubrirá que es más propenso a comer fuera si no tiene la comida necesaria en casa. Esta es la razón por la cual una despensa que se ha abastecido adecuadamente puede desempeñar un papel tan importante para motivarle cuando siga una dieta cetogénica.

No comer fuera antes de comenzar la dieta

Se ha convertido en la norma comer fuera tan frecuentemente como sea posible. Comer regularmente comidas caseras casi se ha convertido en una cosa del pasado. Tal vez sea algo social o algo implementado por otros factores, pero la conclusión es que ni siquiera nos damos cuenta de cuánto estamos dañando nuestros cuerpos al comer fuera constantemente. Esta frecuencia es, de hecho, algo que podría disuadirlo cuando intente comenzar una dieta; por eso es importante que restrinja las comidas fuera por completo antes de comenzar la dieta.
Se ha dedicado un capítulo entero a consejos sobre cómo comer fuera cuando está siguiendo la dieta cetogénica, pero asegúrese de tener en cuenta que es útil dejar de comer fuera un tiempo antes de comenzar la dieta, ya que la etapa inicial de cualquier dieta es la más importante. Si puede dominar sus impulsos en los días previos a comenzar la dieta y las primeras semanas iniciales, terminará amplificando los beneficios de esta dieta. Así que tenga en cuenta que debe reducir la frecuencia con la que está comiendo fuera antes de comenzar su dieta.

Consumo mínimo de tubérculos de raíz

Como habrá notado en la sección sobre qué comer o no comer durante la dieta cetogénica, casi no hay ninguna limitación en la ingesta de frutas y verduras. Sin embargo, es esencial que esté al tanto de su consumo de tubérculos de raíz. La razón detrás tras esto es que están llenos de carbohidratos y azúcares. Incluso si compra estos tubérculos, cómprelos en cantidades realmente pequeñas. Otro aspecto digno de destacar es la presencia de almidón en la mayoría de estos alimentos, y el almidón no es sino más carbohidratos en su plato. Por lo tanto, tenga mucho cuidado con este tipo de alimentos si desea disfrutar de ellos, pues pueden modificar negativamente su dieta de manera importante.

Preparación en tres pasos

No se apresure a la hora de iniciar su dieta cetogénica. Siempre es mejor tomarse un tiempo y planificarlo adecuadamente.

Preparar

Prepárese para los cambios que se avecinan. Las personas encuentran el cambio o cualquier alteración en su rutina desorientador. Hacer cambios en su dieta puede afectarlo de muchas maneras, ya sea física o mentalmente. Y es por eso que es de suma importancia prepararse adecuadamente para estos cambios. Una vez que sepa que realmente desea seguir la dieta, no habrá nada que lo detenga. La dedicación que dedique lo recompensará con un cuerpo saludable, una mente más en forma y un excelente estilo de vida orientado a la salud.

Planificar

Crear un plan de antemano ayuda a construir una guía para que usted la pueda seguir. De esta forma, no se desviará de los objetivos que se haya fijado durante la dieta. Es importante que tome ciertas medidas, como hacer listas de compras para comprar sus alimentos e ingredientes esenciales. ¡Y cuando salga a comprar dichos alimentos, lea las etiquetas! La información nutricional en las etiquetas puede edificar o demoler su dieta. Planifique también otras cosas importantes, como las comidas, y recuerde beber mucha agua.

Programar los carbohidratos

Por extraño que parezca, engañar a su cuerpo para que asuma que no ha habido consumo de carbohidratos es algo fácil. Saber cuándo programar sus carbohidratos es un aspecto significativo de la dieta cetogénica.

Uno de los mejores momentos para consumir carbohidratos es antes de su régimen de ejercicio, pues los músculos quemarán rápidamente el glucógeno almacenado de modo que cuando termine su ejercicio este glucógeno habrá desaparecido, quedando la grasa como única fuente de energía de nuevo.

Capítulo 3: Consejos para comer fuera mientras siga la dieta cetogénica.

En el capítulo anterior, se recomendó restringir las comidas fuera de casa cuando está a punto de comenzar su dieta cetogénica. Si la perspectiva de no comer fuera nunca le asusta, ¡no se preocupe!

Una vez haya comenzado con su dieta y todo esté estable, puede comer fuera, pero teniendo en cuenta algunas pautas. El hecho de que esté a dieta no significa que renuncie a su vida social; y asumámoslo: ¡la mayoría de nuestras reuniones sociales involucran comida!

Con estos consejos podrá comer fuera sin perder el rumbo de la dieta, siempre que se atenga a dichas pautas si realmente desea obtener los mejores resultados de la dieta.

Dígale "no" al almidón

Sáltese la pasta, rechace las patatas y aléjese del pan y el arroz. No habrá tentaciones si los elementos de distracción y tentación no aparecen en su plato. Evite pedir alimentos con almidón para evitar consumirlos. Sí, no es tan fácil como parece.

Si pide una hamburguesa o un sándwich, pregunte en el restaurante si pueden reemplazar el panecillo con envolturas de lechuga. Muchos restaurantes hacen esto. Cuando solicite un plato principal, solicite al restaurante que sustituya el almidón con vegetales adicionales o una ensalada. Y en caso de que se nieguen a sustituirlo, simplemente elimine el ingrediente innecesario.

Pero si a pesar de ordenar con cuidado, le sirven un plato con algo de almidón, piense en sus opciones disponibles. Si se siente seguro con su fuerza de voluntad, puede dejar que el almidón se quedé intacto en su plato; simplemente no lo toque. Pero si existe incluso el menor riesgo de que sucumba a la tentación, solicite de inmediato al camarero que vuelva a colocar el plato que le sirvieron, con la exclusión del almidón. Y si se encuentra en un ambiente informal: deseche el almidón no deseado de su plato directamente a la basura.

Si siente alguna incomodidad o si cree o siente que necesita explicarse, ya sea al camarero o con quien sea que esté cenando, hágalo mencionando que sigue una dieta restrictiva o que tiene problemas de barriga.

Incluya grasas saludables

La mayoría de las comidas servidas en los restaurantes tienden a tener un bajo contenido en grasa, y esto hace que sea difícil sentirse satisfecho con estos alimentos si se han excluido los carbohidratos de la comida. Sin embargo, hay una manera de solucionar este problema.

Pida aderezo de vinagre y aceite de oliva y añada libremente aceite en su comida o ensaladas.

La mantequilla lo mejora todo. Manténgase fiel a este dicho pidiendo un poco de mantequilla extra para derretir en su carne o verduras.

Incluso puede armarse con aceite de oliva llevándolo en una botella pequeña como lo hacen muchos veteranos bajos en carbohidratos. La razón tras esto es que los restaurantes sirven aceites vegetales de una variedad más barata (tienen mucha grasa omega 6) en lugar de aceite de oliva, lo cual puede ser bastante insalubre. Para evitar tales escenarios, simplemente lleve algo de aceite de oliva con usted.

Postres

Pregúntese si todavía tiene hambre. Si no, puede optar por una taza de té o café mientras espera que otros terminen el postre. También puede optar por té de hierbas o descafeinado, en caso de que sea tarde.

Si todavía tiene hambre y necesita comer un poco más, compruebe si es posible pedir un plato de bayas (arándanos, frambuesas, moras, etc.) con nata o incluso si hay un plato de queso disponible.

Si va por el café, pruebe a agregar mantequilla o nata para agregar un factor de "relleno".

Al visitar a amigos o familiares

Considere comunicar sus preferencias dietéticas antes de la reunión, para darle al anfitrión un tiempo para acomodar sus preferencias.

Si existe la necesidad de dar una explicación: problemas de estómago o una dieta restrictiva son su excusa.

También puede optar por picar algo graso para llenarlo parcialmente antes de salir de casa: queso, nueces, aceitunas, cualquier cosa masticable compatible con la dieta cetogénica para saborear.

Por último, cabe destacar que en estos casos puede escoger algún pequeño alimento que no sea tan recomendable para su dieta para darse un pequeño gusto, siempre que sea en ocasiones especiales y muy contadas.

Capítulo 4: Recetas para desayunos.

Rollitos de bacon y hamburguesa de salchicha.

Para 4 personas.

Ingredientes:

- 8 huevos grandes.
- 1 1/3 tazas de queso cheddar, rallado.
- 4 hamburguesas de salchicha, cocinadas.
- Sal al gusto.
- Pimienta al gusto.
- 4 tiras de bacon, cocinado.
- Aceite en spray para cocinar.

Método:

1. Colocar una sartén antiadherente a fuego medio-alto. Rociar con aceite en spray. Cuando la sartén se caliente, bajar el fuego a medio-bajo.
2. Agregar 2 huevos en un recipiente y batir bien. Agregar sal y pimienta y batir bien.
3. Verter en la sartén. Cubrir la sartén y cocinar hasta que los huevos estén casi listos. Con cuidado, deslizar el huevo en un plato. Untar 1/3 de taza de queso por toda la envoltura.
4. Colocar una tira de bacon en un plato. Cortar una hamburguesa de salchicha en 2 piezas y colocar en la envoltura. Rodar y colocar con su lado de unión hacia abajo. Servir.

5. Repetir los 4 pasos anteriores y hacer los rollitos restantes.

Pimientos rellenos de quiche.

Para 2 personas.

Ingredientes:

- 1 pimiento mediano, cortado a la mitad longitudinalmente, sin semillas.
- ¼ taza de queso ricotta.
- ¼ taza de queso parmesano, rallado + 2 cucharadas soperas para decorar.
- ¼ taza de queso mozzarella, rallado.
- 2 huevos grandes.
- Un puñado grande de hojas de espinaca bebé.
- ¼ cucharadita de perejil seco.
- ½ cucharadita de ajo en polvo.

Método:

1. Agregar todos los quesos, ajo en polvo, huevos y perejil en un bol grande y combinarlos bien.
2. Añadir esta mezcla en las mitades del pimiento. No llenar hasta arriba.
3. Colocar las hojas de espinaca encima. Empujar las hojas en la mezcla.
4. Cubrir cada pimiento con papel de aluminio.
5. Hornear en un horno precalentado a 190° C hasta que esté cocido.
6. Desenvolver y espolvorear queso parmesano encima. Asar a la parrilla durante unos

minutos hasta que esté ligeramente dorado en
la parte superior.

Burritos de hierbas, espinaca y queso feta.

Para 4 personas.

Ingredientes:

- 6 claras de huevo.
- 10 huevos enteros.
- 2 cucharaditas de aceite de sésamo.
- 1 cucharadita de sal.
- Pimienta al gusto.
- 1 taza de queso feta, desmenuzado.
- 6 tomates secos enteros, picados.
- 4 tazas de hojas de espinaca.
- 8 hojas de albahaca, más o menos picadas.
- 2 cucharaditas de aceite de oliva (opcional).

Método:

1. Colocar una sartén antiadherente a fuego medio-alto. Rociar con aceite en spray. Cuando la sartén se caliente, bajar el fuego a medio-bajo.
2. Agregar los huevos, las claras y el aceite de sésamo en un bol y batir bien. Agregar sal y pimienta y batir bien.
3. Verter ¼ de la mezcla en la sartén. Cubrir la sartén y cocinar hasta que los huevos estén casi listos. Con cuidado, deslizar el huevo en un plato.

4. Repetir los 3 pasos anteriores para hacer los 3 burritos restantes.

5. Para hacer el relleno: colocar la sartén sobre el fuego y agregar la espinaca. Saltear por 1-2 minutos hasta que la espinaca se marchite. Apagar el fuego.

6. Colocar las envolturas en un plato. Dividir y cubrir las envolturas con espinacas, queso feta y albahaca. Rociar ½ cucharadita de aceite de oliva en cada envoltura (si decide usarlo).

7. Envolver y colocar con el lado de la unión hacia abajo. Servir.

Mini Rosquillas.

Para 11 personas.

Ingredientes:

- 40 gramos de queso para untar.
- 2 cucharadas de harina de almendra.
- 2 huevos medianos.
- ½ cucharada de harina de coco.
- ½ cucharadita de extracto de vainilla.
- ½ cucharadita de polvo de hornear.
- 5 gotas de stevia líquida.
- 2 cucharadas de eritritol.

Método:

1. Agregar todos los ingredientes en un bol y mezclar con una licuadora de inmersión hasta que la mezcla quede suave.
2. Precalentar la máquina de hacer rosquillas. Rociar las cavidades con aceite de coco.
3. Colocar la mezcla en cada cavidad. Cocinar por 3 minutos.
4. Retirar las rosquillas de la máquina. Servir.
5. Repetir los pasos anteriores con la masa restante, si sobra.

Muffins de bacon y aguacate.

Para 8 personas.

Ingredientes:

- 3 huevos medianos.
- 1 cucharada de mantequilla.
- 2 ½ tiras de bacon.
- 2 cucharadas de harina de linaza.
- ¼ taza de harina de almendra.
- 2 cucharadas de polvo de cáscara de psilio.
- 65 gramos de queso Colby Jack rallado.
- 1 aguacate mediano, pelado, sin hueso, cortado en trozos pequeños.
- 2 cebolletas pequeñas picadas.
- ½ cucharadita de cebollín seco.
- ½ cucharadita de cilantro seco.
- ½ cucharadita de ajo, picado.
- Escamas de chile rojo al gusto.
- Pimienta al gusto.
- Sal al gusto.
- 2 cucharaditas de jugo de limón.
- ¾ taza de leche de coco.
- ½ cucharadita de polvo para hornear.

Método:

1. Agregar los huevos, la harina de linaza, la harina de almendras, todas las especias, el jugo de limón y la leche de coco en un bol. Batir

hasta que este bien combinado. Dejar de lado por un tiempo.

2. Colocar una sartén a fuego medio-bajo. Agregar el bacon y cocinarlo hasta que esté casi crujiente. Agregar mantequilla. Retirar el bacon con una espumadera y colocarlo en un plato. Cuando se enfríe lo suficiente, romperlo.

3. Agregar las cebollas de primavera, el queso, el polvo de hornear y la mezcla de mantequilla y grasa restante en la sartén a la mezcla de huevo.

4. Añadir el aguacate suavemente.

5. Dividir y verter el contenido en los moldes para muffins, previamente engrasados.

6. Hornear en un horno precalentado a 175º C hasta que esté bien cocido. Debe llevar alrededor de 25 minutos.

Magdalenas de tostada francesa.

Para 5-6 personas.

Ingredientes:

- 3 huevos grandes.
- 2 cucharadas de mantequilla de cacahuete.
- 1/3 taza de harina de almendra.
- 2 cucharadas de almendras tostadas, aplastadas.
- 2 cucharadas de nata para montar.
- 1 cucharada de aceite de coco.
- 1 cucharada de eritritol.
- ½ cucharadita de extracto de vainilla.
- ½ cucharadita de canela molida.
- ¼ cucharadita de sal.
- 5 gotas de Stevia líquida.
- 1/8 cucharadita de nuez moscada molida.
- ½ cucharada de mantequilla, sin sal.

Método:

1. Agregar la harina de almendras, la canela, el eritritol, la sal, la canela y la nuez moscada en un bol y mezclar bien.
2. Agregar la mantequilla, el aceite de coco y la mantequilla de cacahuete en un recipiente apto para microondas. Poner el microondas durante 30-40 segundos o hasta que se derrita. Batir bien.

3. Verter en el bol de harina de almendras. Mezclar hasta que todo quede bien combinado.

4. Verter en la bandeja de magdalenas. Espolvorear almendras por encima.

5. Hornear en un horno precalentado a 175º C hasta que esté bien cocido. Debe llevar alrededor de 25 minutos.

6. Cuando haya terminado, retirar del horno y dejar enfriar durante unos minutos.

7. Cubrir con un poco de nata montada y servir.

Tejidos de bacon y huevos.

Para 2 personas.

Ingredientes:

- 20 tiras de bacon.
- 8 tazas de espinacas
- 4 cucharadas de grasa de bacon.
- 8 huevos grandes.
- 4 cucharadas de nata espesa.
- ½ cucharadita de sal o al gusto.
- 1 taza de queso cheddar, rallado.
- ½ cucharada de mezcla sazonadora Mrs. Dash.
- ½ cucharadita de pimienta en polvo.

Método:

1. Coger 10 tiras de bacon y entrelazarlas en un tejido de 5 x 5. Repetir el proceso con las 10 tiras restantes para hacer el otro tejido.
2. Poner en una bandeja para horno.
3. Hornear en un horno precalentado a 205º C hasta que esté cocido. Retirar la bandeja del horno y retirar los tejidos con una cuchara ranurada. Colocar los tejidos en un plato forrado con papel de cocina.
4. Recoger las 4 cucharadas de la grasa de tocino que queda en la bandeja (como se menciona en la lista de ingredientes).

5. Mientras tanto, mezclar en un bol los huevos y la nata.

6. Colocar una sartén a fuego medio. Agregar la grasa de bacon. Añadir las espinacas y cocinar hasta que se marchiten. Retirar las espinacas y colocarlas en un recipiente.

7. En la misma sartén del paso anterior, a fuego medio, añadir ahora la mezcla de huevo, sal y pimienta. Remover los huevos.

8. Colocar un tejido cada uno en dos platos. Dividir los huevos revueltos sobre los tejidos.

9. Cubrir con queso. Asar a la parrilla durante unos 3-4 minutos.

10. Dejar enfriar unos 5 minutos y servir.

Capítulo 5: Recetas para smoothies.

Smoothie de frutas del bosque.

Para 4 personas.

Ingredientes:

- 2 tazas de leche entera de coco.
- 4 yemas de huevo.
- 1 1/3 tazas de bayas congeladas de su elección (Ver la sección de "Alimentos que comer en el Capítulo 2").
- ¾ vaso de agua.
- 2 cucharadas de proteína de suero en polvo, sin azúcar.

Método:

1. Agregar la leche de coco, las yemas, las bayas, el agua y el polvo de proteína de suero en una licuadora y mezclar hasta que quede suave.
2. Verter en vasos largos y servir con hielo picado.

Smoothie de vainilla.

Para 2 personas.

Ingredientes:

- 4 yemas de huevo grande.
- ½ vaso de agua.
- 2 cucharadas de aceite de coco o aceite MCT.
- 2 cucharadas de eritritol en polvo o 6 gotas de stevia.
- 1 taza de queso mascarpone.
- 8 cubos de hielo.
- 1 cucharadita de extracto puro de vainilla.
- Nata montada para coronar el smoothie (opcional).

Método:

1. Añadir todos los ingredientes en una licuadora y mezcle hasta que quede suave.
2. Verter en vasos largos. Echar la nata montada encima y servir.

Chocolate caliente con menta congelada.

Para 2 personas.

Ingredientes:

- ¾ taza de leche de almendras, sin azúcar.
- ¼ taza de proteína de chocolate en polvo, sin endulzar.
- ½ cucharadita de stevia de menta líquida
- 40 gramos de chocolate negro, sin endulzar.
- 1 taza de cubitos de hielo.
- ¼ cucharaditas de extracto de menta.

Método:

1. Agregar leche de almendras, proteína en polvo, stevia, chocolate negro, cubitos de hielo y extracto de menta en una licuadora y mezclar hasta que quede suave.
2. Verter en vasos largos y servir.

Smoothie de lima.

Para 2 personas.

Ingredientes:

- 1 aguacate grande, pelado, sin hueso, picado.
- 6 cucharadas de jugo de lima.
- 1 taza de leche de coco o crema de coco.
- 2 cucharadas de proteína de colágeno (marca Bulletproof).
- 2 tazas de cubitos de hielo.
- 1 pepino, picado.
- 4 tazas de espinacas frescas, picadas, ligeramente cocidas al vapor.
- 2 cucharadas de aceite "Brain Octane" (marca Bulletproof).
- 2 cucharadas de proteína de suero (Marca Bulletproof).
- Xilitol o stevia al gusto.
- 5-6 gotas de aceite esencial de limón.

Método:

1. Añadir todos los ingredientes en una licuadora y mezclar hasta que quede suave. Agregar agua, si prefiere un batido con consistencia más delgada.
2. Verter en vasos y servir.

Smoothie de aguacate y frambuesa.

Para 4 personas.

Ingredientes:

- 2 aguacates maduros, pelados, sin hueso y picados.
- 6 cucharadas de jugo de limón.
- 1 taza de frambuesas congeladas, sin azúcar.
- 2/3 vaso de agua.
- 1 cucharada de eritritol o al gusto.

Método:

1. Añadir todos los ingredientes en una licuadora y mezclar hasta que quede suave. Agregar agua, si prefiere un batido con consistencia más delgada.
2. Verter en vasos y servir.

Batido de chocolate mexicano.

Para 2 personas.

Ingredientes:

- ½ taza de crema de coco.
- 2 cucharadas de semilla de chia molida.
- ½ cucharadita de extracto de vainilla.
- ½ cucharadita de pimienta de cayena.
- Cubitos de hielo, según sea necesario.
- 4 cucharadas de aceite de coco virgen extra.
- 4 cucharadas de cacao en polvo, sin azúcar.
- ½ cucharadita de canela en polvo.
- 2 vasos de agua.

Método:

1. Añadir todos los ingredientes en una licuadora y mezclar hasta que quede suave. Agregar agua, si prefiere un batido de consistencia más delgada.
2. Verter en vasos y servir.

Smoothie de calabaza.

Para 2 personas.

Ingredientes:

- ½ taza de puré de calabaza.
- ½ taza de extracto de vainilla o de proteína de suero de leche o de proteína de clara de huevo en polvo, sin azúcar.
- ½ taza de crema agria o de yogurt natural entero o de leche de coco.
- 2 cucharaditas de eritritol o 5-6 gotas de stevia.
- ½ taza de nata montada o de crema de coco para coronar el batido.

Método:

1. Añadir todos los ingredientes en una licuadora y mezclar hasta que quede suave.
2. Verter en vasos largos. Echar la nata montada o la crema de coco encima y servir.

Capítulo 6: Recetas para snacks.

Pan crujiente de sésamo.

Para 15 personas.

Ingredientes:

- 6 cucharadas de semillas de sésamo.
- 30 gramos de queso rallado.
- 3 ½ cucharadas de agua.
- Sal al gusto.
- 3 cucharadas de semillas de girasol.
- 2 cucharadas de polvo de cáscara de psilio.
- 1 huevo.

Método:

1. Añadir todos los ingredientes en un bol y mezclar bien.
2. Forrar una bandeja para hornear con papel para horno. Colocar la mezcla sobre el papel para horno y extender de manera uniforme.
3. Espolvorear sal sobre ella y cortar en 15 piezas iguales.
4. Hornear en un horno precalentado a 175º C durante 20 minutos. Bajar el fuego a 140º C y hornear durante 30-40 minutos hasta que el pan esté crujiente.

5. Almacenar en un recipiente hermético y servir
   después.

Rollitos de jamón y mozzarella.

Para 12 personas.

Ingredientes:

- 12 lonchas finas de jamón cocido.
- 36 bolas de mozzarella (marca "Ciliegine")
- 36 hojas frescas de albahaca.
- Pimienta fresca desmenuzada al gusto.
- Sal al gusto.

Método:

1. Cortar cada jamón en tiras de 2,5 cm de ancho. Debería ser casi el diámetro de la bola de mozzarella.
2. Colocar las tiras de jamón en un plato de servir, una al lado de otra.
3. Colocar una hoja de albahaca en un extremo de cada tira de jamón.
4. Colocar una bola de mozzarella sobre cada hoja. Espolvorear sal y pimienta. Rodar y servir los rollitos con la unión hacia abajo.

Sándwich-ensalada.

Para 2 personas.

Ingredientes:

- 6 hojas de lechuga romana.
- Rebanadas de queso, según sea necesario.
- Carne seca, según sea necesario.
- 1 aguacate, pelado, sin hueso y cortado.
- 1 tomate grande, en rodajas.

Método:

1. Colocar 3 hojas de lechuga en cada uno de los dos platos.
2. Colocar el resto de los ingredientes sobre las hojas de lechuga. Servir.

Chips de queso.

Para 8 personas.

Ingredientes:

- 1 cucharadita de pimentón.
- 450 gramos de queso cheddar o queso Edam o de rodajas de queso provolone.
- Guacamole al gusto.

Método:

1. Cubra una bandeja para hornear con papel para horno. Coloque rebanadas de queso sobre ella.
2. Recubrir con pimentón.
3. Hornear en un horno precalentado a 205º C durante 8-10 minutos. Vigilar el queso después de 5 minutos del comienzo del horneado para que no se queme.
4. Servir los chips de queso con guacamole.

Albóndigas de queso.

Para 18 personas.

Ingredientes:

- 1 kg de carne picada.
- 6 cucharadas de queso parmesano.
- 1 cucharadita de sal.
- 200 gramos de queso mozzarella o queso cheddar, picado en cubos de 1 cm de lado.
- 2 cucharaditas de ajo en polvo.
- 1 cucharadita de pimienta en polvo.

Método:

1. Echar todos los ingredientes, menos los cubos de queso, en un bol.
2. Dividir la mezcla en tantas porciones como cubos de queso haya.
3. Hacer bolas de la mezcla de carne colocando el queso en el centro.
4. Colocar una sartén antiadherente sobre fuego medio y agregar las albóndigas en ella. Cubrir con una tapa y cocinar hasta que se dore (no levantar la tapa durante un rato). Girar las bolas y cocinar hasta que el otro lado se dore. Servir.

Bolas de queso.

Para 6 personas.

Ingredientes:

- 310 gramos de queso brie (marca "President").
- Pimentón al gusto.
- Hierbas secas de su elección, al gusto.
- Ajo en polvo al gusto.

Método:

1. Retirar la corteza del queso brie. Picar en cubos de 1 cm de lado.
2. Colocar algunos cubos de queso en un plato apto para microondas que esté forrado con papel para horno.
3. Calentar en el microondas con alta intensidad durante 1-2 minutos. Vigilar, ya que se pueden quemar fácilmente.
4. Dejar enfriar un rato. Espolvorear pimentón, ajo en polvo y hierbas secas por la parte superior y servir.

Capítulo 7: Recetas para ensaladas.

Ensalada Nicoise.

Para 4 personas.

Ingredientes:

<u>Para la ensalada:</u>

- 4 huevos duros, pelados y en cubos.
- 400 gramos de judías verdes frescas, cortadas y sancochadas.
- 3-4 dientes de ajo, picados (opcional).
- 115 gramos de tomates cherry.
- 2 latas de atún en aceite de oliva.
- Sal al gusto.
- Pimienta al gusto.
- 170 gramos de nabo o raíz de apio, cortado en trozos de 1 cm, sancochado.
- 4 cucharadas de aceite de oliva.
- 400 gramos de lechuga o lechuga romana, desgarrada.
- 1 cebolla roja, picada.
- 115 gramos de aceitunas, picadas y en rodajas.

<u>Para el aderezo:</u>

- 1 cucharada de mostaza dijón.
- 55 gramos de anchoas.

- ½ taza de mayonesa cetogénica.
- Jugo de limón.
- 4 cucharadas de alcaparras pequeñas.
- 1 taza de aceite de oliva.
- Un puñado de perejil fresco, picado.
- 2 dientes de ajo, picados (opcional).

Método:

1. Añadir todos los ingredientes del aderezo en un bol y mezclar con una licuadora de inmersión hasta que la mezcla quede suave y bien combinada. Cubrir y guardar por un tiempo para que los sabores se asienten.
2. Colocar una sartén a fuego medio-alto. Agregar el aceite. Cuando este se caliente, agregar las judías verdes y saltear por un par de minutos.
3. Agregar el ajo y saltear hasta que esté aromático. Agregar sal y pimienta. Mezclar bien.
4. Dividir la lechuga entre 4 platos. Cubrir con el resto de los ingredientes.
5. Con una cuchara, aplicar el aderezo sobre la ensalada. Servir.

Huevos de ensalada de pollo.

Para 4 personas.

Ingredientes:

- 12 huevos duros, pelados y cortados a la mitad longitudinalmente.
- 4 cucharadas de mayonesa cetogénica.
- 1 cebolla pequeña, picada.
- 1 cucharadita de eneldo.
- "Old bay seasoning" para aderezar.
- 2 tazas de pollo cocinado, picado finamente.
- 2 cucharaditas de mostaza dijón.
- ¼ cucharadita de sal de apio.
- 1 cucharadita de pimienta con limón de condimento.

Método:

1. Añadir todos los ingredientes excepto los huevos en un bol y mezclar bien. Dejar de lado.
2. Sacar la yema de los huevos y agregarlas al bol. Mezclar bien. Dejar las mitades de huevo desyemadas de lado.
3. Refrigerar por un tiempo.
4. Rellenar las cavidades de los huevos con la mezcla del bol.
5. Espolvorear el condimento "Old bay seasoning" en la parte superior y servir.

Ensalada César.

Para 4 personas.

Ingredientes:

<u>Para la ensalada:</u>

- 600 gramos de pechuga de pollo.
- Sal al gusto.
- Pimienta al gusto.
- 1 racimo de lechuga romana.
- 2 cucharadas de aceite de oliva o de mantequilla derretida.
- 310 gramos de bacon, cocinado hasta que esté crujiente.
- 115 gramos de queso parmesano, recién rallado.

<u>Para el aderezo:</u>

- 1 taza de mayonesa cetogénica.
- Jugo de limón.
- Ralladura de limón.
- 4 cucharadas de anchoas, finamente picadas.
- 2 cucharadas de mostaza dijón.
- 4 cucharadas de queso parmesano, rallado.
- Sal al gusto.
- Pimienta al gusto.

Método:

1. Añadir todos los ingredientes del aderezo en un tazón y mezclar con una licuadora de inmersión hasta que la mezcla esté suave y bien combinada. Cubrir y guardar por un tiempo para que los sabores se asienten.

2. Engrasar una bandeja para horno. Colocar las pechugas de pollo en ella. Espolvorear sal y pimienta sobre el pollo. Escurrir el aceite o la mantequilla sobre el pollo.

3. Hornear en un horno precalentado a 205º C durante aproximadamente 20 minutos o hasta que estén cocidos.

4. Dividir la lechuga entre 4 platos. Colocar el pollo encima. Cubrir con bacon y queso parmesano.

5. Con una cuchara, aplicar el aderezo sobre la ensalada. Servir.

Ensalada templada de col rizada.

Para 2 personas.

Ingredientes:

- 25 gramos de mantequilla.
- Sal al gusto.
- Pimienta al gusto.
- 1 cucharada de mayonesa cetogénica.
- 1 cucharada de aceite de oliva.
- 55 gramos de queso azul o queso feta, desmenuzado.
- 115 gramos de col rizada, desgarrada en hojas de un tamaño masticable. Desechar las hojas duras y los tallos.
- 6 cucharadas de nata para montar.
- ½ cucharadita de mostaza dijón.
- 1 diente de ajo pequeño, picado.

Método:

1. Colocar una sartén a fuego medio y añadir mantequilla. Cuando la mantequilla se derrita, agregar la col rizada y saltear hasta que se vuelva de color verde brillante. Apagar el fuego y transferir a un bol.
2. Espolvorear sal y pimienta.
3. Mezclar el resto de los ingredientes, excepto el queso, en un bol. Agregar sal y pimienta y batir bien. Verter sobre la col rizada.

4. Envolver la mezcla con las hojas de col
suavemente. Cubrir con queso y servir.

Ensalada de aguacate, bacon y queso de cabra.

Para 2 personas.

Ingredientes:

Para la ensalada

- 115 gramos de queso de cabra, cortado en rodajas redondas de 1,5 cm.
- 1 aguacate, pelado, sin hueso y picado.
- 55 gramos de rúcula.
- 115 gramos de bacon.
- 55 gramos de nueces picadas.
- Sal al gusto.
- Pimienta al gusto.

Para el aderezo:

- 2 cucharadas de jugo de limón.
- ¼ taza de aceite de oliva.
- ¼ taza de mayonesa cetogénica.
- 1 cucharada de nata para montar.

Método:

1. Para preparar el aderezo: agregar jugo de limón, aceite de oliva, mayonesa y la nata en un bol. Mezclar con una licuadora de inmersión hasta que esté suave y bien combinado. Cubrir

y guardar por un tiempo para que los sabores se asienten.

2. Cubrir una bandeja para hornear con papel para horno. Colocar las rebanadas de queso sobre ella.

3. Colocar la rejilla en la parte superior del horno.

4. Hornear en un horno precalentado a 205º C hasta que el color sea dorado.

5. Mientras tanto, colocar una sartén a fuego medio y agregar bacon. Cocinar hasta que se ponga crujiente. Retirarlo y dejarlo enfriar. Una vez se enfríe, cortarlo en trozos pequeños.

6. Dividir la rúcula entre 2 platos. Dividir el bacon y el queso de cabra y colocarlo sobre la rúcula.

7. Cubrir con las nueces picadas. Espolvorear sal y pimienta. Aplicar el aderezo por encima y servir.

Ensalada de verano de pollo y frutas silvestres.

Para 4 personas.

Ingredientes:

- 2 pechugas de pollo, cortada en trozos cuadrados o rectangulares.
- 1 ½ taza de arándanos.
- 12 fresas, picadas.
- 1 taza de nueces, picadas.
- 4 tazas de espinacas, desgarradas.
- 6 cucharadas de vinagre balsámico de frambuesa.
- 1/3 taza de queso feta, desmenuzado.

Método:

1. Colocar una sartén antiadherente a fuego medio y agregar el pollo. Cocinarlo hasta que esté tierno.
2. Añadir el pollo en un bol grande. Agregar los arándanos, las fresas, las nueces, las espinacas y mezclar bien.
3. Rociar el vinagre encima. Mezclar bien.
4. Dividir en 4 platos. Cubrir con queso feta desmenuzado y servir de inmediato.

Ensalada de manzana.

Para 8 personas.

Ingredientes:

Para la ensalada:

- 6 tazas de ensalada de brócoli.
- 2 cebolletas, picadas.
- 2 manzanas, desmenuzadas y sin corazón.
- 115 gramos de nueces picadas.
- ½ cucharadita de sal.

Para el aderezo:

- 4 cucharaditas de semillas de amapola.
- 1 cucharadita de juego de limón.
- 2 cucharaditas de vinagre de sidra de manzana.
- ½ taza de mayonesa cetogénica.
- ½ taza de crema agria.

Método:

1. Para el aderezo: añadir las semillas de amapola, el jugo de limón, la mayonesa, el vinagre de sidra de manzana y la crema agria en un bol. Batir hasta que esté bien combinado. Guardar a parte por un tiempo para que los sabores se asienten.
2. Añadir la ensalada de brócoli en un tazón grande. Agregar la manzana y mezclar bien.

3. Agregar cebolletas y nueces. Mezclar bien.
4. Aplicar el aderezo y remover suavemente. Añadir sal.
5. Dividir en diferentes platos y servir de inmediato.

Capítulo 8: Recetas para sopas.

Sopa Cheddar-Brócoli.

Para 4 personas.

Ingredientes:

- 2 tazas de brócoli.
- 1 ¾ tazas de caldo de pollo.
- 1 ½ tazas de queso cheddar, rallado.
- 2 dientes de ajo, picados.
- ½ taza de nata espesa.
- 1 cucharadita de mantequilla.
- Sal al gusto.
- Pimienta al gusto.

Método:

1. Colocar una olla de sopa a fuego medio. Añadir mantequilla. Cuando esta se derrita, agregar ajo y saltear por un minuto hasta que esté aromático.
2. Agregar el caldo, el brócoli y la nata y dejar hervir.
3. Bajar el fuego y cocinar a fuego lento hasta que el brócoli esté cocido. Añadir queso y remover constantemente durante unos minutos hasta que el queso se derrita.
4. Agregar sal y pimienta y remover.

5. Verter en cuencos de sopa y servir.

Sopa de hamburguesa alta en grasas.

Para 3 personas.

Ingredientes:

- 1 cebolla roja mediana, picada.
- 1 pimiento amarillo mediano, en rodajas.
- 2 cucharadas de aceite de palma rojo, derretido.
- Pimienta recién molida al gusto.
- 2 dientes de ajo, picados.
- 2 tazas de caldo de carne, con grasa.
- 10 coles de Bruselas, cortadas por la mitad.
- Sal del Himalaya al gusto.
- 225 gramos de carne de vaca alimentada con pasto.
- 3 tallos de apio, picados.
- 1 taza de tomates enteros.
- 1 hoja de laurel.
- 1/8 cucharadita de pimienta de cayena o de chile en polvo.
- 5 champiñones, picados.
- ½ cucharada de pasta de tomate.
- ½ cucharadita de orégano seco.
- 2 cucharadas de perejil fresco, picado.

Método:

1. Colocar los champiñones, la cebolla, el pimiento, el aceite, la sal, la pimienta y las coles

de Bruselas en un bol y mezclar bien. Extender la mezcla en una bandeja para hornear.

2. Asar en un horno precalentado a 175º C durante 25-30 minutos. Cuando termine, retirar del horno y dejar a un lado.

3. Colocar una olla de sopa a fuego medio. Agregar la carne y saltear hasta que se dore. Agregar el apio y el ajo y saltear por un par de minutos hasta que esté aromático.

4. Agregar el resto de los ingredientes y remover. Dejar hervir.

5. Bajar el fuego y cubrir con una tapa. Cocinar a fuego lento durante 15-20 minutos.

6. Agregar las verduras asadas y calentar bien. Adornar con perejil.

7. Verter en cuencos de sopa y servir. Puede servir la sopa con focaccia de lino (opcional).

Sopa de calabaza y chipotle.

Para 3 personas.

Ingredientes:

- 1 cucharada de aceite de oliva.
- 1 diente de ajo, picado.
- ½ cucharadita de comino molido.
- ½ cucharadita de cilantro molido.
- Una gran pizca de pimienta de Jamaica.
- 1 cebolla pequeña, picada.
- ½ cucharada de chile chipotle en salsa de adobo.
- 1 cucharadita de eritritol.
- 2 tazas de caldo.
- 1 taza de puré de calabaza.
- ¼ taza de nata espesa.
- Sal al gusto.
- Pimienta al gusto.
- 1 cucharadita de vinagre de vino tinto.
- Crema agria para condimentar.

Método:

1. Colocar una cacerola a fuego medio y echar aceite de oliva. Cuando el aceite esté caliente, agregar la cebolla y el ajo y saltear hasta que quede translúcido.

2. Añadir el comino, el cilantro, la pimienta de Jamaica, la pimienta, el vinagre y el chile chipotle y cocinar por un par de minutos.

3. Agregar el puré de calabaza y el caldo y dejar hervir a fuego lento durante 5 minutos.

4. Mezclar con una licuadora de inmersión hasta que quede suave.

5. Agregar el resto de los ingredientes y remover. Cocinar a fuego lento durante 3-4 minutos.

6. Verter en cuencos de sopa. Rociar un poco de crema agria en la parte superior y servir.

Sopa picante de tomate y queso azul.

Para 2-3 personas.

Ingredientes:

- 1 cucharada de aceite de oliva.
- 1 cebolla roja pequeña, picada.
- 400 gramos de tomates enlatados con su jugo.
- 6 cucharadas de nata espesa.
- Un puñado de orégano fresco, picado.
- Yogur griego para acompañar.
- 1 ramita de orégano.
- Sal al gusto.
- Pimienta al gusto.
- 2 dientes de ajo, pelados y en rodajas.
- ¾ taza de caldo.
- 1 cucharada de salsa Sriracha (picante).
- ¼ taza de queso "Roth Kase Butttermilk Blue".
- Salsa picante para acompañar.

Método:

1. Colocar una sartén a fuego medio y echar el aceite de oliva. Cuando esté caliente, agregar la cebolla y una pizca de sal grande. Saltear hasta que quedé translúcido.
2. Agregar el ajo y cocinar por un par de minutos.
3. Añadir los tomates y el caldo. Agregar la ramita de orégano, la nata, el orégano fresco y la salsa

sriracha y dejar hervir a fuego lento por un tiempo.

4. Deseche la ramita de orégano. Dejar enfriar por un tiempo.

5. Transferir todo a una licuadora y mezclar hasta que quede suave. Hacer pasar la sopa a través de un colador de malla fina a una olla.

6. Pruebe y ajuste los condimentos si es necesario. Calentar la olla.

7. Verter en cuencos de sopa. Poner el yogur griego encima. Rociar salsa picante y servir.

Sopa de pollo.

Para 6 personas.

Ingredientes:

- 2 tazas de pechuga de pollo, sin piel y sin hueso.
- 2 cucharadas de aderezo ranchero.
- Un poco de aceite de oliva.
- 1 cebolla amarilla, picada.
- 115 gramos de queso para untar.
- 4 tazas de caldo de pollo.
- 1 cucharada de salsa picante.
- 1 tallo de apio, picado.
- 3 cucharadas de mantequilla salada.
- ½ taza de nata para montar.
- 3 tiras de bacon.
- Un puñado de perejil picado.

Método:

1. Colocar una sartén a fuego medio. Agregar un poco de aceite de oliva. Cuando el aceite se caliente, añadir el pollo y cocinar hasta que se dore. Voltear y cocinar el otro lado también. Agregar un vaso de agua, más o menos, y cocinar el pollo hasta que esté tierno. Agregar más agua si es necesario.
2. Apagar el fuego. Cuando esté lo suficientemente frío para manipularlo, triturar

el pollo con un par de tenedores y dejarlo de lado.

3. Poner de nuevo la sartén al fuego. Añadir el bacon y cocinar hasta que esté crujiente.

4. Mientras tanto, introducir el resto de los ingredientes en una cacerola. Colocar la cacerola a fuego medio. Dejar que se caliente.

5. Añadir el bacon y el pollo y cocinar a fuego lento durante 6-8 minutos.

6. Verter en cuencos de sopa. Adornar con perejil y servir.

Sopa cremosa de puerro y salmón.

Para 2 personas (Porciones grandes).

Ingredientes:

- 1 cucharada de aceite de aguacate.
- 2 dientes de ajo, picados.
- 1 cucharadita de tomillo seco.
- 1 taza de leche de coco.
- 2 puerros, cortados en trozos con forma de media luna.
- 3 tazas de caldo de pollo o de caldo de marisco.
- 225 gramos de salmón, cortado en trozos pequeños (descongelado).
- Sal al gusto.
- Pimienta al gusto.

Método:

1. Colocar un horno holandés o una olla para sopa a fuego medio-bajo. Cuando el aceite esté caliente, introducir el ajo y los puerros y saltear hasta que quede translúcido.
2. Añadir el caldo y el tomillo. Dejar hervir a fuego lento durante 8-10 minutos.
3. Agregar sal, pimienta, el salmón y la leche de coco. Cocinar hasta que el pescado se vuelva opaco.
4. Verter en cuencos de sopa y servir.

Guiso de cerdo al estilo sureño.

Para 4 personas.

Ingredientes:

- 1 cucharada de aceite de aguacate.
- 2 tazas de caldo de pollo.
- ¾ taza de colinabo, pelada y en cubitos.
- 1 diente de ajo, en rodajas.
- ¾ cucharadita de orégano seco.
- ¼ cucharadita de comino molido.
- 3 rodajas de lima.
- 570 gramos de chuletas de cerdo, deshuesadas.
- 210 gramos de tomate en cubitos enlatado.
- 1 cebolla pequeña, picada.
- ½ cucharada de chile en polvo.
- ½ cucharadita de sal kosher o al gusto.
- ¼ cucharadita de pimienta en polvo o al gusto.

Método:

Añadir todos los ingredientes en una olla de sopa. Mezclar bien.

1. Poner a fuego lento. Cocinar hasta que el cerdo esté tierno.
2. Retirar la carne de cerdo con una cuchara ranurada y colocar sobre la tabla de cortar.
3. Cuando se enfríe, triturar la carne y añadirlo de nuevo a la olla.

4. Cocinar a fuego lento durante un tiempo más.
5. Verter en cuencos y servir con rodajas de limón.

Capítulo 9: Recetas para cenas.

Pizza cetogénica.

Para 4 personas.

Ingredientes:

<u>Para la masa:</u>

- 340 gramos de queso mozzarella o queso provolone.
- 2 huevos.

<u>Para cubrir:</u>

- 1 ½ cucharadas de pasta de tomate.
- 55 gramos de queso rallado.
- ½ cucharadita de orégano seco.
- Aceitunas, en rodajas.
- 20 gramos de rodajas de pepperoni.

<u>Para servir:</u>

- 80 gramos de hojas verdes.
- Sal al gusto.
- Pimienta al gusto.
- 2 cucharadas de aceite de oliva.

Método:

1. Añadir los huevos en un bol. Batir bien. Agregar el queso y remover.

2. Forrar una bandeja para hornear con papel para horno. Verter la mezcla de huevo en la bandeja.

3. Hornear en un horno precalentado a 205º C durante 15 minutos o hasta que se dore.

4. Retirar del horno y dejar enfriar por unos minutos.

5. Aumentar la temperatura del horno hasta los 230º C.

6. Recubrir la masa con pasta de tomate. Espolvorear orégano y queso rallado.

7. Cubrir con rodajas de pepperoni y aceitunas.

8. Hornear por 5-10 minutos.

9. Servir junto a una ensalada cetogénica de su elección (opcional).

Pollo al pesto con queso feta y aceitunas.

Para 6 personas.

Ingredientes:

- 1020 gramos de muslos o pechuga de pollo, cortado en trozos.
- 125 gramos de pesto rojo o verde.
- ¾ taza de aceitunas deshuesadas.
- 2 dientes de ajo, picados.
- 85 gramos de mantequilla, para freír.
- 2 ¼ taza de nata para montar.
- 115 gramos de queso feta, picado.
- Sal al gusto.
- Pimienta al gusto.

Para servir:

- 225 gramos de hojas verdes.
- Sal al gusto.
- Pimienta al gusto.
- 6 cucharadas de aceite de oliva.

Método:

1. Colocar una sartén a fuego medio y echar mantequilla. Cuando esta se derrita, espolvorear sal y pimienta sobre el pollo y colocar el pollo sobre la sartén. Cocinar hasta que se dore.

2. Transferir hasta una bandeja para horno, previamente engrasada.

3. Agregar el pesto y la nata en un recipiente y mezclar bien. Echar la mezcla sobre el pollo. Añadir las aceitunas, el ajo y el queso feta y remover.

4. Hornear en un horno precalentado a 205º C durante 15 minutos o hasta que esté ligeramente dorado.

Pastel de carne.

Para 3 personas.

Ingredientes:

- 1 cebolla mediana, finamente picada.
- 1 cucharada de aceite de oliva.
- Sal al gusto.
- Pimienta al gusto.
- 2 cucharadas de pasta de tomate.
- 1 diente de ajo, picado.
- 340 gramos de cordero o carne de vacuno.
- ½ cucharada de orégano y/o otras hierbas secas de su elección.
- ¼ vaso de agua.

Para la masa:

- 2 cucharadas de harina de coco.
- 6 cucharadas de harina de almendra.
- 2 cucharadas de semillas de sésamo.
- Una pizca de sal.
- 1 huevo pequeño.
- ½ cucharadita de polvo para hornear.
- 1 ½ cucharaditas de aceite de oliva o de aceite de coco o mantequilla.
- ½ cucharada de polvo de cáscara de psilio.
- 2 cucharadas de agua.

Para cubrir:

- 100 gramos de queso rallado.
- 115 gramos de queso cottage.

Método:

1. Colocar una sartén a fuego medio. Añadir el aceite. Cuando esté caliente, agregar la cebolla y el ajo y saltear hasta que esté translúcido.
2. Agregar la carne y saltear hasta que se dore. Añadir orégano, sal y pimienta y mezclar bien.
3. Añadir pasta de tomate y mezclar bien.
4. Reducir el fuego y cocinar a fuego lento durante 10-15 minutos.
5. Mientras tanto, haga la masa de la siguiente manera: Añadir todos los ingredientes para la masa en un tazón y mezclar hasta que sea una masa homogénea. Alternativamente, puede usar un procesador de alimentos para hacer la masa.
6. Engrasar un molde de aproximadamente 15 cm con un poco de mantequilla. Colocar una hoja de papel para horno en el molde.
7. Extender la masa en la sartén. Presionar bien en la parte inferior, así como en todos los lados de la sartén.
8. Hornear en un horno precalentado a 175º C durante 10-15 minutos.
9. Extender la elaboración de la carne en la masa. Mezclar el queso rallado y el queso fresco en un recipiente y cubrir la carne.
10. Hornear hasta que la parte superior tenga un color dorado.

11. Servir con una ensalada.

Salchichón con repollo cremoso.

Para 2 personas.

Ingredientes:

<u>Para el salchichón frito:</u>

- 1 cucharada de mantequilla para freír.
- 340 gramos de salchichón.

<u>Repollo batido:</u>

- 340 gramos de repollo verde.
- 10 cucharadas de nata para montar.
- ¼ taza de perejil fresco, finamente picado.
- Un puñado de perejil fresco, picado no tan finamente.
- 30 gramos de mantequilla.
- Sal al gusto.
- Pimienta al gusto.
- ½ cucharadita de ralladura de lima.

Método:

1. Colocar una sartén a fuego medio. Añadir mantequilla. Cuando esta se derrita, agregar el repollo y el salchichón y saltear hasta que se doren.
2. Añadir la nata y remover. Cuando comience a hervir, bajar el fuego y dejar cocer a fuego lento durante 5-6 minutos.
3. Añadir sal y pimienta.

4. Condimentar con perejil y ralladura de limón.
Servir.

Pavo con salsa de queso.

Para 6 personas.

Ingredientes:

- 1 kg de pechuga de pavo.
- 3 tazas de nata para montar.
- Sal al gusto.
- Pimienta al gusto.
- 1 ½ cucharadas de salsa tamari.
- 3 cucharadas de mantequilla.
- 210 gramos de queso para untar.
- ¾ taza de alcaparras pequeñas.

Método:

1. Colocar una sartén grande compatible con el horno a fuego medio y añadir la mitad de la mantequilla. Cuando esta se derrita, espolvorear sal y pimienta sobre el pavo y colocar el pavo sobre la sartén. Cocinar hasta que se dore. Apagar el fuego.
2. Introducir la sartén en el horno.
3. Hornear en un horno precalentado a 175º C hasta que el pavo esté asado.
4. Retirar el pavo del horno y colocarlo en un plato. Cubrir el pavo con papel de aluminio y dejarlo reposar por un tiempo.

5. Añadir el caldo desprendido por el pavo en una cacerola. Agregar la nata para montar y el queso para untar y mezclar bien.

6. Colocar la cacerola a fuego lento y cocinar hasta que la mezcla se espese. Agregar tamari, sal, pimienta y mezclar bien.

7. Colocar otra sartén a fuego medio y agregar la mantequilla restante. Cuando esta se derrita, añadir las alcaparras y cocinar hasta que estén crujientes.

8. Servir el pavo con la salsa y las alcaparras.

Lasaña de calabaza espagueti con carne.

Para 4 personas.

Ingredientes:

- 1 calabaza espagueti pequeña, cocinada.
- ¼ taza de queso parmesano.
- 225 gramos de carne de vacuno.
- ½ taza de queso mozzarella.
- ¾ taza de queso ricotta.
- 1 huevo mediano.
- ¾ taza de calabaza espagueti.

Método:

1. Usando una cuchara, sacar la calabaza y colocarla en una toalla de cocina. Escurrir la toalla para eliminar el exceso de humedad de la calabaza.
2. Extenderla de manera uniforme en la parte inferior de una bandeja cuadrada para hornear, de aproximadamente 15 cm.
3. Agregar queso ricotta, queso parmesano y huevo en un bol. Extenderlo sobre la calabaza.
4. Extender la carne sobre la capa de ricotta.
5. Espolvorear queso mozzarella por la parte superior.
6. Hornear en un horno precalentado a 175º C durante aproximadamente 20 minutos hasta que se dore.

Salmón ahumado.

Para 4 personas.

Ingredientes:

- 680 gramos de salmón ahumado.
- 115 gramos de hojas de espinaca bebé.
- Rodajas de limón para servir (opcional).
- 2 tazas de mayonesa cetogénica.
- 2 cucharadas de aceite de oliva.
- Sal al gusto.
- Pimienta al gusto.

Método:

1. Agregue el salmón, la espinaca y la mayonesa en un tazón y mezclar suavemente.
2. Agregar sal y pimienta y mezclar suavemente.
3. Dividir entre 4 platos. Salpicar el salmón con aceite de oliva. Servir con rodajas de limón.

Capítulo 10: Recetas para guarniciones y acompañamientos.

Calabaza espagueti con queso ricotta.

Para 8 personas.

Ingredientes:

- 2 calabazas espagueti, cortadas por la mitad y sin semillas.
- 1 cucharadita de polvo de ajo.
- 2 cucharadas de aceite de oliva
- Aceite en spray.
- 2 tazas de yogur griego natural.
- 4 cucharadas de albahaca o perejil fresco, picado.
- 6 cucharadas de queso parmesano, rallado.
- ¾ taza + 2 cucharadas de queso ricotta.
- 2 cucharaditas de orégano seco.
- 2 huevos.
- Sal al gusto.
- Pimienta al gusto.

Método:

1. Rociar la parte cortada de la calabaza espagueti con aceite en spray.

2. Colocar en una bandeja para hornear con el lado cortado hacia abajo. Verter un poco de agua alrededor de la calabaza espagueti.

3. Hornear en un horno precalentado a 190° C durante aproximadamente 40-50 minutos.

4. Una vez transcurridos los 40-50 minutos, raspar la calabaza con un tenedor y añadir el contenido a una bandeja para hornear. Verter el aceite y mezclar bien.

5. Bajar la temperatura del horno a 175° C.

6. Agregar el queso ricotta, el queso parmesano, el yogur, el huevo, el ajo en polvo, la sal, la pimienta y la albahaca en un tazón y mezclar bien.

7. Transferir la mezcla a la bandeja con la calabaza.

8. Hornear durante 20-30 minutos.

Coliflor al queso de cabra.

Para 4 personas.

Ingredientes:

- Una coliflor de cabeza grande, cortada en cogollos.
- 1 cebolla mediana, picada.
- 140 gramos de queso de cabra.
- Sal al gusto.
- Pimienta al gusto.
- 2 tiras de bacon ahumado "Hickory".
- 2 cucharaditas de ajo picado.
- 2 cucharadas de queso de untar bajo en grasa.
- 1 cebolleta en rodajas.

Método:

1. Engrasar una cazuela pequeña con aceite o mantequilla.
2. Agregar la coliflor en un recipiente apto para microondas y ponerlo a alta temperatura durante 6-8 minutos hasta que esté tierna.
3. Mientras tanto, colocar una sartén a fuego medio. Agregar el bacon y cocinarlo hasta que se dore. Retirar con una espumadera y colocar en un plato forrado con papel de cocina. Cuando esté lo suficientemente frío como para manipularlo, cortarlo en trozos más pequeños.

4. Añadir la cebolla y el ajo en la misma sartén de antes y cocinarlos hasta que estén dorados.
5. Agregar la coliflor, el queso untable, la cebolla salteada y la mitad del queso de cabra en una batidora y pulsar hasta que estén bien combinados.
6. Transferir la mezcla a un bol. Añadir el bacon, sal y pimienta y remover.
7. Transferir esta mezcla a la cazuela preparada.
8. Cubrir con el queso de cabra restante.
9. Hornear en un horno precalentado a 205º C durante aproximadamente 20 minutos o hasta que se doren.
10. Esparcir la cebolleta en la parte superior y servir.

Filetes de coliflor.

Para 4 personas.

Ingredientes:

- 2 coliflores.
- 6 tomates secos, finamente picado.
- 4 tomates perita, sin corazón, cortados en cuartos.
- 6 cucharadas de aceite de oliva.
- 1 cucharadita de sal.
- 1 taza de aceitunas negras, picadas.
- 6 dientes de ajo, finamente picados.
- 2 cucharaditas de jugo de limón.
- ¼ taza de perejil picado.
- Pimienta al gusto.

Método:

1. Colocar las coliflores en una tabla de cortar y cortar cada una en 4 rebanadas grandes...
2. Si algún brote se desprende de la rebanada, picarlo en trozos muy finos.
3. Añadir la coliflor picada, el perejil, la sal, la pimienta y las aceitunas, los tomates secos, 2 cucharadas de aceite de oliva y el jugo de limón en un bol y mezclar bien.
4. Colocar una sartén grande a fuego medio. Agregar 4 cucharadas de aceite de oliva. Cuando este se caliente, colocar las rebanadas

de coliflor. (Cocinar en tandas si es necesario. Si cocina en tandas, añadir 1-2 cucharadas de aceite por cada tanda).

5. Cocinar hasta que se dore. Voltear y cocinar por el otro lado también.
6. Transferir a una bandeja para hornear que esté forrada con papel para horno. Colocar el ajo y los tomates en los costados.
7. Hornear en un horno precalentado a 205º C durante aproximadamente 25 minutos o hasta que se doren.
8. Cuando haya terminado, añadir el ajo asado y el tomate en una licuadora y pulsar hasta que quede una salsa suave.
9. Dividir la salsa para 4 personas.
10. Colocar 2 rebanadas de coliflor en cada plato. Verter la salsa de tomate y ajo encima y servir.

Rodajas de calabacín con queso parmesano.

Para 6 personas.

Ingredientes:

- 1 ½ calabacines grandes, cortados en rodajas de ½ cm de espesor.
- 2 huevos, batidos.
- ¼ cucharadita de ajo en polvo o al gusto.
- Un puñado de perejil fresco, picado.
- ¾ taza de queso parmesano, rallado.
- Aceite de oliva en spray.

Método:

1. Rociar una bandeja para hornear con aceite en spray.
2. Agregar el queso parmesano, el perejil y el ajo en polvo en un bol y remover.
3. Sumergir las rodajas de calabacín en el huevo y empaparlas bien. Agitar después para perder el exceso de huevo. Acto seguido, cubrir las rodajas con la mezcla de queso parmesano y colocarlas en la bandeja para hornear, en una sola capa.
4. Hornear en un horno precalentado a 218º C durante aproximadamente 20 minutos. Voltear las rodajas a la mitad del horneado.
5. Hornear hasta que la parte superior esté dorada.

Brócoli asado.

Para 2 personas.

Ingredientes:

- 2 tazas de brócoli.
- 1 cucharadita de salsa Sriracha (picante).
- ½ cucharadita de jugo de lima.
- 2 cucharadas de mayonesa cetogénica.
- ½ cucharadita de salsa de soja.

Método:

1. Cocer al vapor el brócoli en el equipo de cocción al vapor del que disponga o en el microondas hasta que esté crujiente y tierno también.
2. Agregar el resto de los ingredientes en una bandeja para hornear y mezclar bien. Añadir el brócoli y mezclar bien.
3. Asar durante 3-4 minutos hasta que estén ligeramente dorados. Remover y continuar asando por un par de minutos más.
4. Servir caliente.

Col rizada enquesada con bacon y nueces.

Para 5 personas (½ taza cada uno).

Ingredientes:

- 2 tiras de bacon crudo, picado.
- 1 diente de ajo, picado.
- Una buena pizca de nuez moscada.
- ½ taza de queso mascarpone.
- Sal al gusto.
- Pimienta al gusto.
- ½ cucharada de mantequilla.
- ¼ taza de leche de almendras, sin endulzar.
- 5 tazas de hojas crudas de col rizada, picadas. Descartar las hojas duras y los tallos.
- 3 cucharadas de queso parmesano rallado.
- 2 cucharadas de nueces picadas.

Método:

1. Colocar una sartén a fuego medio. Añadir el bacon y cocinarlo hasta que se dore. No cocinarlo crujiente. Retirar con una espumadera y dejarlo a un lado.
2. Poner la sartén a fuego medio y agregar la mantequilla. Cuando esta se derrita, agregar el ajo y saltear hasta que esté aromático.
3. Incorporar la leche de almendras y la nuez moscada.

4. Añadir la col rizada. Remover de vez en cuando. Agregar el queso mascarpone y el queso parmesano y mezclar hasta que estén bien combinados. Añadir sal y pimienta y remover.

5. Transferir a una cazuela que se haya engrasado previamente con un poco de mantequilla o aceite.

6. Hornear en un horno precalentado a 218º C durante aproximadamente 20 minutos.

7. Incorporar el bacon y las nueces picadas. Hornear por 10 minutos más y servir.

Zapallo anco con gratinado de hinojo.

Para 5 personas.

Ingredientes:

- 2 tazas de zapallo anco (un tipo de calabaza), cortado en rodajas de ½ cm de espesor.
- 2 cucharadas de mantequilla salada + algo más para engrasar.
- 1 ½ cups bulbo de hinojo, en rodajas.
- 6 cucharadas de leche de almendras, sin endulzar.
- 30 gramas de queso azul, rallado.
- 2 cucharadas de nata para montar.
- Sal al gusto.
- Pimienta al gusto.

Método:

1. Engrasar una pequeña cazuela con un poco de mantequilla. Colocar una capa de zapallo anco. Espolvorear sal y pimienta.
2. Añadir una capa de hinojo sobre la misma. Espolvorear sal y pimienta.
3. Agregar el resto de los ingredientes en un recipiente apto para microondas y encenderlo durante 1-2 minutos hasta que se derritan. También se pueden calentar en una olla.
4. Verter sobre la capa de hinojo en la cazuela.

5. Cubrir la cazuela con papel de aluminio, sin apretar.
6. Hornear en un horno precalentado a 175º C durante aproximadamente 40-60 minutos o hasta que esté tierno y de color marrón claro en la parte superior.
7. Cuando termine, dejarlo reposar durante 10 minutos.
8. Servir.

Capítulo 11: Recetas para postres.

Barritas de colágeno con chocolate.

Para 24 personas.

Ingredientes:

- 8 barritas de colágeno sazonado con calabaza, cortada en trozos. (Vendidas por la marca "Bulletproof").
- 2 tazas de cacao en polvo, sin azúcar.
- 1 cucharada de mantequilla clarificada.
- Stevia al gusto.
- ½ cucharadita de vainilla en polvo.
- ½ taza de mantequilla de cacao.
- ¼ cucharadita de sal.

Método:

1. Colocar una olla pequeña a fuego lento. Agregar la mantequilla clarificada y la mantequilla de cacao. Dejar que se derrita. Remover de vez en cuando.
2. Añadir el cacao y la vainilla en polvo, stevia, sal y combinar bien.
3. Colocar una hoja de papel para hornear en un plato.
4. Verter la mezcla de chocolate en la bandeja.

5. Cubrir con las barras de colágeno especiadas con calabaza. Dejar enfriar por un par de horas hasta que esté firme.
6. Cortar en 24 cuadrados iguales y servir.
7. Las sobras se pueden almacenar en un recipiente hermético dentro del refrigerador.

Barritas de coco con frambuesa.

Para 24 personas.

Ingredientes:

- 1 taza de frambuesas liofilizadas.
- 1 taza de aceite de coco.
- ½ taza de edulcorante en polvo.
- 1 taza de mantequilla de coco.
- 1 taza de coco rallado, sin azúcar.

Método:

1. Forrar una sartén cuadrada con papel para horno. Dejar de lado.
2. Agregar las frambuesas liofilizadas en un molinillo de café o molinillo de especias. Procesar hasta que esté en polvo bien.
3. Colocar una cacerola a fuego medio y agregar la mantequilla de coco, aceite de coco, coco rallado y el edulcorante. Remover con frecuencia hasta que la mezcla esté bien combinada. Apagar el fuego.
4. Verter la mitad de la mezcla en la sartén preparada. A la otra mitad de la mezcla agregarle el polvo de frambuesa y mezclar bien.
5. Verter la mezcla de frambuesa sobre la capa de coco. Dar vueltas a la mezcla con un cuchillo sin punta.
6. Congelar por un par de horas.

7. Cortar en 24 trozos iguales y servir.

8. Las sobras se pueden almacenar en un recipiente hermético en el refrigerador.

Pudding de chocolate y menta.

Para 8 personas.

Ingredientes:

- 3 tazas de leche de coco entera.
- 7 cucharadas de cacao en polvo, sin azúcar.
- 4 cucharadas de aceite de coco.
- ½ cucharadita de extracto de menta.
- 6 cucharadas de agua fría.
- 2 yemas de huevo, batidas.
- 1 taza de eritritol.
- ½ cucharadita de extracto de vainilla sin gluten.
- 2 cucharadas de gelatina sin sabor.

Ingredientes opcionales (para cubrir):

- Un puñado de pepitas de chocolate negro, sin azúcar.
- 4 cucharadas de nata montada.
- Gotas de stevia al gusto.

Método:

1. Añadir agua fría en un tazón. Agregar la gelatina y batir hasta que estén bien combinados. Dejar de lado por un tiempo.
2. Colocar una cacerola a fuego medio.

3. Añadir el resto de los ingredientes y batir constantemente hasta que estén bien combinados.
4. Bajar el fuego y agregar el agua de gelatina. Batir constantemente hasta que quede bien combinado todo. Apagar el fuego y dejar enfriar un rato.
5. Verter el contenido en 8 tarrinas. Enfriar durante unas horas hasta que solidifique más o menos.
6. Cubrir con nata montada y pepitas de chocolate (opcional) y servir.

Mousse de fresa.

Para 12 personas.

Ingredientes:

- 3 tazas de tofu firme, escurrido y desmenuzado.
- 3 tazas de fresas en rodajas + extra para adornar.
- Eritritol o stevia al gusto.
- Chocolate negro sin azúcar, rallado para adornar.

Método:

1. Mezclar las fresas en una licuadora hasta que quede suave. Agregar el tofu y el edulcorante y volver a mezclar en la licuadora hasta que quede una mezcla suave y homogénea. Agregar una cucharada de leche (opcional) mientras se mezclan los ingredientes.
2. Transferir a 12 tarrinas para postres y refrigerar por algunas horas antes de servir.

Cookies con pepitas de chocolate.

Para 9 personas.

Ingredientes:

Ingredientes secos:

- 1 ¼ tazas de harina de almendra.
- ¼ cucharadita de bicarbonato de sodio.
- ¼ cucharadita de sal.
- ¼ taza de eritritol.

Ingredientes húmedos:

- 2 cucharadas de nueces picadas.
- 1 huevo grande.
- ¼ taza de pepitas de chocolate negro.
- ¼ taza de mantequilla sin sal, derretida.
- ½ cucharada de extracto de vainilla.

Método:

1. Añadir todos los ingredientes secos a un bol y mezclar bien.
2. Añadir todos los ingredientes húmedos en otro bol y mezclar bien.
3. Verter los ingredientes húmedos en el bol de ingredientes secos y mezclarlos hasta crear una especia de masa.
4. Dividir la mezcla en 9 porciones iguales y dar forma a las galletas.

5. Colocarlas en una bandeja para hornear,
   forrada previamente con papel para horno.

6. Hornear en un horno precalentado a 175º C
   durante aproximadamente 8-10 minutos o
   hasta que los bordes sean de color marrón
   dorado.

7. Retirar la bandeja del horno y colocarla en una
   rejilla para enfriar durante un tiempo.

8. Servir. Las sobras se pueden almacenar en un
   recipiente hermético.

Helado de chocolate caliente.

Para 6 personas.

- 1 lata (400 gramos) de leche de coco enlatada, fría.
- 1 cucharada de cacao en polvo.
- 2 cucharadas de proteína de chocolate en polvo, sin azúcar.
- 1 cucharada de eritritol.

Método:

1. Agregar la leche de coco en una licuadora. Batir hasta que quede suave.
2. Añadir el resto de los ingredientes en la licuadora y mezclar hasta que queden bien combinados.
3. Verter en un molde de helados y guardar en el congelador por un par de horas.
4. Remover el helado después de una hora.
5. Servir en tazones distintos.

Ambrosía de frutas silvestres.

Para 12 personas (porciones pequeñas).

Ingredientes:

- 1 ½ tazas de gelatina de cereza sin azúcar.
- ½ taza de nata espesa.
- ½ cucharadita de extracto de vainilla.
- 1 ½ tazas de frutas del bosque, picadas.
- 85 gramos de queso untable, cortado en cubitos, a temperatura ambiente.
- ½ cucharada de stevia.

Método:

1. Agregar la nata espesa en un bol frío y batir con un batidor manual hasta que se formen los picos.
2. Añadir la stevia y la vainilla y batir de nuevo.
3. Añadir el queso untable y batir de nuevo hasta que esté bien combinado.
4. Añadir las frutas del bosque y la gelatina. Remover suavemente. Enfriar durante un rato.
5. Servir.

Capítulo 12: Plan de comidas de 2 semanas.

Día 1

Desayuno – Rollitos de bacon y hamburguesa de salchicha.

Almuerzo – Sopa Cheddar-Brócoli.

Snack – Pan crujiente de sésamo.

Cena – Salmón ahumado.

Postres – Barritas de colágeno con chocolate.

Día 2

Desayuno – Smoothie de frutas del bosque.

Almuerzo – Sopa de hamburguesa alta en grasas.

Snack – Sándwich-ensalada.

Cena- Brócoli asado.

Postres – Barritas de coco con frambuesa.

Día 3

Desayuno – Pimientos rellenos de quiche.

Almuerzo – Sopa picante de tomate y queso azul.

Snack – Chips de queso.

Cena – Calabaza espagueti con queso ricotta.

Postres – Pudding de chocolate y menta.

Día 4

Desayuno – Smoothie de vainilla

Almuerzo – Guiso de cerdo al estilo sureño.

Snack – Rollitos de jamón y mozzarella.

Cena – Lasaña de calabaza espagueti con carne.

Postres – Mousse de fresa.

Día 5

Desayuno – Burritos de hierbas, espinaca y queso feta.

Almuerzo – Pollo al pesto con queso feta y aceitunas.

Snack – Albóndigas de queso.

Cena – Sopa cremosa de puerro y salmón.

Postres – Helado de chocolate caliente.

Día 6

Desayuno – Smoothie de aguacate y frambuesa.

Almuerzo – Salmón ahumado.

Snack – Bolas de queso.

Cena – Sopa de calabaza y chipotle.

Postres – Cookies con pepitas de chocolate.

Día 7

Desayuno – Muffins de bacon y aguacate.

Almuerzo – Salchichón con repollo cremoso.

Snack – Ensalada de manzana.

Cena – Lasaña de calabaza espagueti con carne.

Postres – Ambrosía de frutas silvestres.

Día 8

Desayuno – Smoothie de lima.

Almuerzo – Col rizada enquesada con bacon y nueces.

Snack – Pan crujiente de sésamo.

Cena – Calabaza espagueti con queso ricotta.

Postres – Barritas de colágeno con chocolate.

Día 9

Desayuno – Chocolate caliente con menta congelada.

Almuerzo – Lasaña de calabaza espagueti con carne.

Snack – Ensalada de verano de pollo y frutas silvestres.

Cena – Rodajas de calabacín con queso parmesano.

Postres – Barritas de coco con frambuesa.

Día 10

Desayuno – Magdalenas de tostada francesa.

Almuerzo – Coliflor al queso de cabra.

Snack – Huevos de ensalada de pollo.

Cena – Pastel de carne.

Postres – Pudding de chocolate y menta.

Día 11

Desayuno – Batido de chocolate mexicano.

Almuerzo – Zapallo anco con gratinado de hinojo.

Snack – Rollitos de jamón y mozzarella.

Cena – Zapallo anco con gratinado de hinojo.

Postres – Mousse de fresa.

Día 12

Desayuno – Mini rosquillas.

Almuerzo – Filetes de coliflor.

Snack – Ensalada César.

Cena – Sopa de pollo.

Postres – Helado de chocolate caliente.

Día 13

Desayuno – Smoothie de calabaza.

Almuerzo – Pavo con salsa de queso.

Snack – Ensalada de aguacate, bacon y queso de cabra.

Cena – Salchichón con repollo cremoso.

Postres – Cookies con pepitas de chocolate.

Día 14

Desayuno – Tejidos de bacon y huevos.

Almuerzo – Brócoli asado.

Snack – Ensalada templada de col rizada.

Cena – Pastel de carne.

Postres – Ambrosía de frutas silvestres.

Conclusión

Con este último plan de comidas hemos llegado al final de este libro. Una vez más, quiero agradecerle por comprar este libro.

Confío en que la lectura le haya sido amena e informativa, y en que esté entusiasmado para aventurarse en la dieta cetogénica, armado con toda la información y las numerosas y deliciosas recetas incluidas en este libro.

La gente siempre ha tenido problemas a la hora de decidir qué dieta elegir y cómo, ya que hay muchas y cada una viene con sus propias especificaciones y conjunto de beneficios. Cada persona puede tener sus propios intereses particulares para interesarse en la dieta cetogénica, pero los resultados y beneficios obtenidos enamoran a aquellos que la prueban por igual.

¡Probablemente escuche como su cocina le llama para probar todas las increíbles recetas que acaba de leer!

Mucha suerte en esta nueva aventura y, sobre todo, disfrute descubriendo un nuevo mundo culinario.

Por último, si le ha gustado este libro, ¿Sería tan amable de escribir una opinión en Amazon.es?

Haga clic aquí para escribir una opinión sobre este libro en Amazon.es:

https://www.amazon.es/dp/1980635943

¡Muchas gracias y buena suerte!